DIE 7 GRÖSSTEN GESUNDHEITS-LÜGEN,
die Ihnen Ihr Arzt auftischt
(ohne dass er es selbst bemerkt)

Inhalt

Vorwort 3

Lüge 1:
„Früherkennung und Chemo – das sind die
besten Waffen gegen Krebs." 5

Lüge 2:
„Ihr Cholesterin ist eine tickende Zeitbombe." 6

Lüge 3:
„Das sind normale Alterserkrankungen.
Damit müssen Sie leben." 10

Lüge 4:
„Ihr Diabetes ist zu weit fortgeschritten:
Sie müssen ab sofort Insulin spritzen." 16

Lüge 5:
„Ohne Medikamente wird Ihr Blutdruck
nicht mehr sinken." 19

Lüge 6:
„Dieses Medikament kann bei Ihrer
Mutter Alzheimer aufhalten." 23

Lüge 7:
„Jeder bekommt irgendwann Arthrose.
Das ist natürlicher Gelenkverschleiß." 26

Die 7 größten Gesundheitslügen

Liebe Leserin, lieber Leser!

Diese kleine, aber sehr wertvolle Broschüre werden Sie in etwa 30 Minuten durchgelesen haben. Überlegen Sie einmal: Das ist eigentlich wenig Zeit. Aber immerhin sind diese 30 Minuten so lang, dass in ihnen wieder 50 Deutsche sterben, obwohl Schulmediziner um ihr Leben kämpfen. In derselben kurzen Zeit lernen Sie hier sanfte, natürliche und bisher kaum bekannte Alternativen zur Schulmedizin kennen, mit denen 40 von ihnen noch am Leben sein könnten. Der erste und wichtigste Schritt dazu ist, dass Sie nicht länger auf die sieben größten Gesundheitslügen der Schulmedizin hereinfallen!

Tatsächlich ist die Welt voller Gesundheitslügen. Nicht nur die Pharma-Industrie lügt. Selbst Ihre Krankenkasse und Ihr Arzt sagen Ihnen nicht immer die reine Wahrheit. Und was Sie in vielen Gesundheitszeitschriften lesen, ist oft der blanke Unsinn. Und alle haben ihre gute Gründe dafür. Manche wollen möglichst viele und teure Medikamente verkaufen, andere dagegen schlicht und einfach Kosten sparen. Und wieder andere wissen es einfach nicht besser.

Denken Sie einmal darüber nach: Für Sie kann es den Tod bedeuten, wenn Ihr Arzt nicht bemerkt, dass er sich irrt! Es geht dabei nicht nur um kleinere Lügenmärchen, nein, wir reden von großen Volkskrankheiten, an denen viele Menschen sterben:

– **Herzkrankheiten/Schlaganfälle**
– **Krebs – Bluthochdruck**
– **Diabetes**
– **Arthrose**
– **Übergewicht**
– **Alzheimer**

Diese sieben und viele andere todbringende Krankheiten lassen sich besiegen. Lesen Sie diese Broschüre bitte aufmerksam und gründlich durch. Danach fallen Sie nicht mehr auf die Lügen der Schulmedizin herein!

Als Patient sind Sie mit ziemlicher Sicherheit selbst schon Opfer dieser gesundheitlichen Mythen geworden! Doch jetzt haben Sie die einmalige Chance, dieser Gefahr zu entrinnen. Lesen Sie gleich weiter, um alles über die sieben gefährlichsten Lügen der Schulmedizin zu erfahren. Diese 30 Minuten könnten Ihnen irgendwann das Leben retten!

Ihr

Ulrich Fricke

Dr. Ulrich Fricke
Chefredakteur „Länger und gesünder leben"

Die 7 größten Gesundheitslügen

Lüge 1:
„Früherkennung und Chemo – das sind die besten Waffen gegen Krebs."

Ihr Arzt sagt Ihnen: „Leider haben unsere Gewebeuntersuchungen ergeben, dass der Tumor, den wir auf Ihrem Röntgenbild entdeckt haben, bösartig ist. Wenn Sie rechtzeitig zur Früherkennung gekommen wären, hätten wir vielleicht noch etwas machen können."

Hoffentlich müssen Sie diese Sätze in Ihrem Leben niemals hören. Erwarten Sie beim Krebsschutz von der Schulmedizin jedoch nicht allzu viel. Außer sogenannten Früherkennungsuntersuchungen hat sie wenig zu bieten, damit Sie dem Killer Nummer 1 entrinnen können.

Doch die meisten dieser Untersuchungen sind viel zu ungenau. Da könnten Ihre Ärzte genauso gut würfeln: Fällt eine 1, haben Sie Krebs. Bei allen anderen Zahlen sind Sie gesund. Das klingt hart, ist aber die Wahrheit.

Krebsfrüherkennung ist kaum mehr als ein Glücksspiel!

Beispiel Mammografie: In Deutschland wird jede Frau zwischen 50 und 69 alle zwei Jahre zur Röntgenuntersuchung der Brust gebeten. Dabei wird der angebliche Nutzen von der Schulmedizin oft völlig übertrieben.

Die Wahrheit ist: Ohne die Reihenuntersuchung sterben fünf von 1.000 Frauen innerhalb von zehn Jahren an Brustkrebs. Mit Mammografie sind es vier. Von den 1.000 untersuchten Frauen profitiert also gerade einmal eine von der Untersuchung.

Außerdem ist die Methode so ungenau, dass sich bei 200 von 1.000 Frauen ein falscher Krebsverdacht ergibt, der sich erst in zusätzlichen belastenden Gewebeuntersuchungen als unbegründet herausstellt. Gesamtkosten pro Jahr: fast eine halbe Milliarde Euro. Was für ein gigantischer Aufwand für solch ein mageres Ergebnis!

Krebsschutz aus dem Gemüsekorb

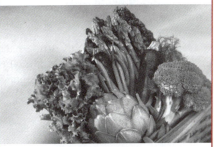

Gemüse wie Spargel, Brokkoli oder Zucchini sind reich an Salvestrolen, einer Gruppe von sekundären Pflanzenstoffen, die Krebszellen in den Selbstmord treiben können.

Foto: Thinkstock

Länger und gesünder leben

Es lohnt sich eigentlich nur für die Röntgenärzte. Für sie ist die Mammografie ein sicheres Geschäft.

Ein einfacher Naturstoff senkt Ihr Krebsrisiko um 50 %

Dabei gibt es viel einfachere und kostengünstigere Möglichkeiten, mit denen Sie sich vor Krebs schützen können. Fragen Sie Ihren Arzt einmal, ob er schon etwas von Salvestrolen gehört hat. Nur die wenigsten kennen diese Naturstoffe. Dabei haben Forschungen in den letzten acht Jahren ergeben, dass sie Ihr **Krebsrisiko um etwa 50 % senken können**.

Unsere Vorfahren haben mit ihrer Nahrung täglich bis zu 10 mg Salvestrole aufgenommen. Genug, um sich damit vor Krebs zu schützen. Doch unsere heutigen Lebensmittel sind so arm an Salvestrolen, dass Sie mit ihnen auf höchstens 2 mg pro Tag kommen – viel zu wenig. Schuld daran ist die moderne Pflanzenzüchtung. Denn Salvestrole schmecken leicht bitter. Und dieser Geschmack passt nicht mehr zu unserem 08/15-Norm-Gemüse, das es heute zu Schleuderpreisen im Supermarkt gibt.

Deshalb wurden die Salvestrole nach und nach herausgezüchtet. Hauptsache, die Früchte entsprechen dem Massengeschmack. Ob sie wirklich gesund sind, spielt keine Rolle mehr.

Diese Lebensmittel enthalten besonders viel Salvestrole:
- Gemüse (z. B. Spargel, Rauke, Salat, Kohl, Sellerie, Salatgurke, Spinat, Zucchini, Aubergine, Avocado)

So decken Sie Ihren Salvestrol-Bedarf

▷ Essen Sie täglich mindestens 600 Gramm Obst und Gemüse aus biologischem Anbau.
▷ Greifen Sie auch zu Früchten, die nicht mehr ganz makellos aussehen und vielleicht leicht fleckig (aber nicht faul) sind.
▷ Bereiten Sie Gemüse am besten durch Dampfgaren oder in einem Wok zu. Salvestrole sind zwar hitzestabil, doch Kochwasser kann die Salvestrole aus dem Gemüse regelrecht auslaugen.

- Obst (z. B. Johannisbeeren, Weintrauben, Oliven, Erdbeeren, Äpfel)
- Tee (z. B. Kamille, Hagebutte, Odermennig, Rooibos)
- Gewürze (z. B. Basilikum, Petersilie, Rosmarin, Thymian, Salbei)

Mittlerweile bringen kleinere, unabhängige Pharma-Firmen schon die ersten Salvestrol-Präparate auf den Markt.

Sie können Ihnen helfen, um sich wieder ausreichend mit dem Anti-Krebs-Schutzstoff unserer Vorfahren zu versorgen. Dabei helfen Ihnen auch unsere **Ernährungstipps** im Kasten oben.

24 % weniger Brustkrebs mit Vitamin D

Immer deutlicher wird außerdem, dass Sie sich mit **Vitamin D** vor Krebserkrankungen schützen können. So haben im September 2008 kanadische Krebsforscher am Mount-Sinai-Hospital in Toronto die Ernährungsgewohnheiten von 760 Brustkrebspatientinnen mit denen von 1.135 gesunden Kontrollpersonen verglichen. Das Ergebnis: Eine gute Vitamin-D-Versorgung senkt das Risiko um etwa 24 %. Ähnliche Daten liegen mittlerweile auch für Darm- und Prostatakrebs vor.

Allerdings: Die Eigenproduktion des Vitamins in der Haut (diese benötigt Sonnenlicht) nimmt mit steigendem Alter ab. Deshalb leidet insbesondere im Winter inzwischen jeder zweite Deutsche über 50 Jahre an einem Vitamin-D-Mangel! Die Experten von *Länger und gesünder leben* empfehlen zum Krebsschutz daher die Einnahme eines Vitamin-D-Präparates.

Ein Retter gegen Metastasen: Warum die Pharma-Industrie die Forschung stoppte

Doch auch wenn Sie bereits an einer Krebserkrankung leiden, sollten Sie sich nicht mit dem Halbwissen der Schulmedizin zufriedengeben. Die Natur birgt auch hier noch viele Geheimnisse, die Ihre Chancen auf ein Leben mit dem Krebs deutlich erhöhen.

Es geht hier nicht um die Mistel-Therapie, die Ihnen heute als Krebspatient schon fast standardmäßig angeboten wird. Nein, es gibt etwas viel Besseres: **modifizierte Zitruspektine** (englisch abgekürzt als MCP). Das sind spezielle Ballaststoffe, die sich an Krebszellen anheften und so die Bildung von Tochtergeschwülsten (Metastasen) verhindern.

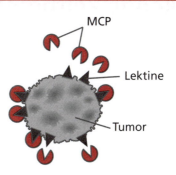

So wirkt MCP gegen Krebs

MCP lagert sich an die sogenannten Lektine an, die auf der Oberfläche von Krebszellen sitzen. Das hemmt ihr Wachstum, aber auch die Bildung von Metastasen.

Das sind die Wirkungen von MCP:
- Verhinderung von Metastasen
- Hemmung des Tumorwachstums
- geringerer Zusammenhalt der Tumorzellen untereinander (bessere Angreifbarkeit)
- Unterbinden der Gefäßneubildung zum Tumor (schlechtere Versorgung)

Doch leider wurden die Forschungen an MCP vor fünf Jahren eingestellt. Der Grund: Es handelt sich um natürliche Substanzen, und die lassen sich nach neueren Gerichtsurteilen nicht mehr patentieren.

Doch ohne Patent kann die Pharma-Industrie daran nichts verdienen. Auch hier sind kleinere Firmen in die Bresche gesprungen, die mittlerweile erste MCP-Präparate anbieten.

Lüge 2:
„Ihr Cholesterin ist eine tickende Zeitbombe."

Ihr Arzt sagt Ihnen: „Ich verschreibe Ihnen sofort einen Cholesterinsenker. Nehmen Sie ihn unbedingt, sonst werden Sie spätestens in zwei Jahren einen Bypass benötigen oder einen Herzinfarkt bekommen."

Ihr Arzt hat bei Ihnen einen zu hohen Cholesterinwert gefunden? Und jetzt sollen Sie Cholesterinsenker einnehmen?

Die Wahrheit ist: Behalten Sie lieber ruhig Blut – mit hoher Wahrscheinlichkeit kommen Sie ohne Medikamente aus. Und damit tun Sie mehr für Ihre Gesundheit, als wenn Sie die Pillen brav schlucken.

Die Erklärung: Der Blutwert, ab dem Schulmediziner heute zu einem Cholesterinsenker raten, liegt bei 200 mg/dl. Verordnet wird dann oft ein sogenanntes Statin. Dazu zählen Präparate wie Sortis, Mevinacor oder Crestor, aber auch viele andere. Sie erkennen sie daran, dass die enthaltenen Wirkstoffe auf „statin" enden (Atorvastatin, Lovastatin usw.). Fast jede Pharma-Firma hat ein Statin im Angebot. Denn keine Medikamentengruppe spült mehr Geld in ihre Kassen. Jährlich 10 Milliarden Euro nur mit einem dieser Wirkstoffe sind keine Seltenheit.

Und die Marketing-Abteilungen der Pharma-Firmen tun alles, damit diese Quelle weiter kräftig sprudelt. Deswegen liegen deren Etats heute in allen Fir-

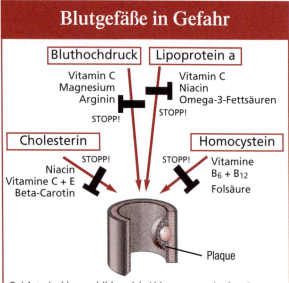

Bei Arteriosklerose bilden sich Ablagerungen in den Gefäßen (Plaques). Wenn sie aufplatzen, drohen Herzinfarkt und Schlaganfall. Vitalstoffe stoppen die Ursachen der Plaquebildung.

men deutlich über denen der Forschungsabteilungen. **Pharma-Unternehmen investieren also mehr in dubiose Verkaufstricks als in die Entwicklung besserer Medikamente.**

Geschmierte „Experten" bestimmen über Ihre Behandlung

Ein Teil des Geldes geht verdeckt auf das Konto von „unabhängigen" Experten. Und genau die sitzen oft in den entscheidenden Gremien, die den Ärzten Leitlinien und Grenzwerte vorgeben. Mehr als zwei Drittel der Fachleute stehen auf der Gehaltsliste von Pharma-Firmen. Und jetzt werden Sie auch verstehen, weshalb der Cholesteringrenzwert in den letzten 50 Jahren Schritt für Schritt von 300 auf 200 mg/dl gesenkt wurde. Das geschah keineswegs zum Schutz Ihrer Gesundheit, sondern aus reiner Profitgier!

Der Grenzwert ist heute so aberwitzig niedrig, dass vier von fünf Deutschen einen höheren Blutwert haben und nach der Logik der Schulmedizin ein Statin bräuchten! Die Pharma-Firmen haben es tatsächlich geschafft, fast die gesamte Bevölkerung zu Patienten zu machen.

Diese Vitalstoffe helfen Ihnen bei Herz- und Gefäßkrankheiten*

Vitalstoff	Funktion	Tagesdosis
Vitamin B_6	senkt den Homocysteinspiegel	5 bis 40 mg
Vitamin B_{12}	senkt den Homocysteinspiegel	5 bis 15 µg
Folsäure	senkt den Homocysteinspiegel	0,4 bis 1 mg
Niacin	senkt den Cholesterin- und den Lipoprotein-a-Spiegel	3 bis 6 g
Vitamin C	stabilisiert die Blutgefäße, senkt den Lipoprotein-a-Spiegel, senkt den Blutdruck, schützt vor freien Radikalen	500 bis 2.000 mg
Vitamin E	Schutz vor freien Radikalen	200 bis 800 I. E.
Beta-Carotin	Schutz vor freien Radikalen	15 bis 30 mg
Carnitin	stärkt den Herzmuskel	200 bis 600 mg
Coenzym Q_{10}	stärkt den Herzmuskel	15 bis 30 mg
Magnesium	senkt den Blutdruck	200 bis 400 mg
Arginin	senkt den Blutdruck	0,5 bis 6 g
Fischöl	enthaltene Omega-3-Fettsäuren verringern die Thromboseneigung	1 bis 2 g

* Die angegebenen Mengen eignen sich nicht zur Selbstmedikation. Beraten Sie sich bitte mit Ihrem Therapeuten.

Die meisten Ärzte fallen auf diese miesen Tricks herein. Und Sie als ihre Patienten haben darunter zu leiden. Dabei kann ein etwas erhöhter Cholesterinwert Sie manchmal sogar schützen: Von 724 Teilnehmern einer niederländischen Studie, die im Durchschnitt 89 Jahre alt waren, starben innerhalb von zehn Jahren 642. Am längsten überlebten dabei diejenigen mit den höchsten(!) Cholesterinwerten. Glauben Sie immer noch, dass Cholesterin tatsächlich gefährlich ist?

Naturheilkundler kennen über 20 natürliche Cholesterinsenker

Die meisten Menschen können auf ein Statin gut verzichten – und ersparen sich so **unnötige Nebenwirkungen** wie Kopfschmerzen, Muskelschwund oder Nierenschäden. Lediglich in Ausnahmefällen kann es sinnvoll sein, überhöhte Cholesterinwerte zu behandeln. Beispielsweise wenn Sie von einer erblichen Störung des Fettstoffwechsels betroffen sind (der Wert liegt dann oft über 300 mg/dl), bereits einen Herzinfarkt oder Schlaganfall hatten, wenn Sie an Bluthochdruck oder Diabetes leiden oder wenn Sie Raucher sind. Allerdings benötigen Sie dazu oft gar kein Statin-Teufelszeug.

Denn es gibt zahlreiche natürliche Cholesterinsenker, die genauso gut wirken wie ein Statin. Und nicht eines davon hatte irgendwelche schweren Nebenwirkungen. Das beweisen Studien aus aller Welt:

- Universität Barcelona/Spanien: 40 g **Kakaopulver** pro Tag (mit möglichst

Diese Gefäß-Killer sind zehnmal gefährlicher als Cholesterin

Um sich wirklich vor einem Herzinfarkt oder Schlaganfall zu schützen, dürfen Sie nicht wie das Kaninchen vor der Schlange nur auf den Cholesterinwert starren. Jeder zweite Herztote hatte nie Probleme damit. Denn es gibt Risikofaktoren, die zehnmal gefährlicher sind als Cholesterin!

Das sind die wirklichen Gefäßkiller:
Homocystein: Stoffwechselprodukt, das die Gefäße schädigt – Grenzwert: 10 µmol/l
Lipoprotein a: Transporteiweiß für Blutfette – Grenzwert: 40 mg/dl
sensitives C-reaktives Protein (sCRP): Eiweißstoff, der bei Gefäßentzündungen vermehrt auftritt – Grenzwert: 4 mg/dl
Asymmetrisches Dimethylarginin (ADMA): Stoffwechselprodukt, das die Gefäße verengt – Grenzwert: 2 µmol/l

Welchen dieser Werte hat Ihr Hausarzt jemals bei Ihnen bestimmen lassen? Sind Sie wirklich sicher, dass er sich umfassend mit Gefäßrisiken auskennt?

wenig Zucker und entölt) senken das schlechte LDL-Cholesterin um 15 %. Das gute HDL steigt um 5 %.

- Universität von Surrey/Großbritannien: 100 µg des Spurenelementes **Selen** täglich senken den Cholesterinwert um 8,5 mg/dl.

- Universität Kiel: Der Pflanzenstoff **Quercetin** (150 mg täglich) senkt den Blutwert für oxidiertes (und damit besonders gefährliches) Cholesterin um 15 %.

- Universität Genua/Italien: Das **B-Vitamin Pantothensäure** senkt das LDL-Cholesterin um 12 %, die Neutralfette sogar um 18 %. Das gute HDL steigt um 9 %.

- Universität Peking/China: Das Mehl aus **rot fermentiertem Reis** senkt das LDL-Cholesterin um bis zu 30 %.

- Universität Adelaide/Australien: Der rote **Tomatenfarbstoff** Lycopin (25 mg täglich) senkt das LDL-Cholesterin um 10 %.

- Universität Taipeh/Taiwan: Die fettähnliche Biosubstanz **Squalen** senkt den Cholesterinspiegel um 36 %. Gleichzeitig erhöht es den Spiegel des „guten" HDL-Cholesterins.

- Universität Breslau/Polen: Der Saft der **Aronia-Beeren** – 250 ml täglich über zwölf Wochen lang getrunken – senkt das „schlechte" LDL-Cholesterin von durchschnittlich 163 auf 135 mg/dl. Der Wert des „guten" HDL-Choles-

Cholesterin: Das Verhältnis von LDL zu HDL ist entscheidend

Der Gesamtcholesterinspiegel sagt nur wenig über Ihr Gefäßrisiko aus. Entscheidender ist vielmehr das Verhältnis von LDL zu HDL. Es sollte nicht über 4 liegen.

Beispiel: LDL = 155 mg/dl
            HDL = 55 mg/dl
Verhältnis: LDL zu HDL = 155 : 55 = 2,8

Mit einem hohen Wert des „guten" HDL-Cholesterins lassen sich hohe Werte des „schlechten" LDL-Cholesterins also ausgleichen. Wenn Sie an Herzerkrankungen oder anderen Gefäßschäden leiden, sollte Ihr Verhältnis nicht über 3 liegen.

terins bleibt dagegen gleich. Die Neutralfette (Triglyceride) gehen von 188 auf 138 mg/dl zurück.

Vermutlich kennt Ihr Arzt keine dieser und über 20 weiterer Studien zu natürlichen Cholesterinsenkern. Sie sollten ihn einmal danach fragen.

Denn wie eine Umfrage unter niedergelassenen Medizinern aus dem Jahr 2010 ergeben hat, lesen 80 % von ihnen keine internationalen Fachzeitschriften. Neun von zehn Ärzten lassen sich jedoch bereitwillig vom Außendienst der Pharma-Firmen beraten und mit aktueller Literatur versorgen. Was da drin steht, können Sie sich nach all dem, was Sie gerade gelesen haben, sicherlich leicht selbst denken! ■

Lüge 3:
„Das sind normale Alterserkrankungen. Damit müssen Sie leben."

Ihr Arzt sagt: „Nein, gegen Müdigkeit, nachlassende Muskelkraft, steife Gelenke, Herzschwäche und ein schlechtes Gedächtnis kann ich leider nichts ausrichten. Auch das Geld für Vitaminpillen können Sie sich sparen. Die bringen gar nichts."

Wenn Sie solche Sätze aus dem Mund Ihres Arztes hören, ist es höchste Zeit, ihn zu wechseln.

Denn die Wahrheit ist: Selbstverständlich müssen Sie diese Beschwerden nicht einfach so in Kauf nehmen. Eine sehr gute Therapiemöglichkeit bietet die **„Mitochondriale Medizin"**. Dieser vollkommen neue Ansatz ist den meisten Ärzten jedoch leider noch komplett unbekannt. Er befasst sich mit den Alterungsprozessen, die in den „Kraftwerken" unserer Zellen ablaufen: den Mitochondrien (siehe Abbildung auf Seite 13).

Jede Körperzelle enthält mindestens hundert dieser kleinen Zellorgane (Organellen). In Zellen mit einem sehr hohen Energiebedarf wie in Herz, Muskeln oder Gehirn arbeiten sogar mehr als 10.000. Doch leider sind diese „Minibatterien" für Alterungsprozesse besonders anfällig.

Deshalb altern Ihre Zellkraftwerke besonders schnell:
- Die Mitochondrien sind die Zentren der Energieproduktion aus Sauerstoff und Nährstoffen. Bei diesen Reaktionen entstehen als Nebenprodukte besonders viele aggressive Sauerstoffradikale, die wichtige Zellstrukturen zerstören und so den Alterungsprozess beschleunigen.

- Den Mitochondrien fehlen effektive Mechanismen für die Reparatur ihrer Erbsubstanz DNA. Deshalb häufen sich in ihnen besonders viele Mutationen an, die ihre Arbeit empfindlich stören.

- Mitochondrien teilen sich besonders häufig. Bei jeder Teilung muss auch ihr Erbgut verdoppelt werden. Je häufiger sich jedoch die DNA teilt, desto wahrscheinlicher treten Fehler (Mutationen) auf.

Die Forschung schreitet so schnell voran, dass Wissenschaftler heute nahezu jeden Monat neue Krankheiten entdecken, bei denen gealterte Mitochondrien eine Schlüsselrolle spielen. Allerdings wird Ihr Arzt davon noch gar nichts wissen. Denn der heutige Medizinbetrieb ist viel zu träge. Es dauert mindestens 10 bis 15 Jahre, bis sich neue Forschungsergebnisse tatsächlich in medizinischen Therapien niederschlagen.

Die 7 größten Gesundheitslügen

Auf diese 2 Vitalstoffe schwört ein berühmter Altersforscher

Durch die Mitochondriale Medizin sind nicht nur die wahren Ursachen für viele Volksleiden aufgespürt worden. Nein, in den Labors wird auch fieberhaft daran geforscht, wie Sie ihnen gezielt vorbeugen können.

In den Tests haben sich Antioxidantien als die besten Schutzstoffe erwiesen.

Gegen diese Krankheiten können Sie dank Mitochondrialer Medizin vorbeugen:
- Alzheimer, Parkinson
- Diabetes
- Schlaganfall, Herzinfarkt
- Herzschwäche (Herzinsuffizienz)
- Muskelschwäche (Myopathie)
- Leberentzündungen (Hepatitis)
- chronische Müdigkeit
- Fibromyalgie (Muskelschmerzen am ganzen Körper)

Einer der Pioniere der Mitochondrialen Medizin ist Professor Bruce Ames von der University of California in Berkeley/USA. Seine Untersuchungen sorgten für großes Aufsehen im bisher kleinen Zirkel der Mitochondrien-Experten. Er und sein Team verabreichten älteren Ratten die Antioxidantien **L-Carnitin** und **Alpha-Liponsäure**. Dadurch wurden ihre Mitochondrien fast wieder so leistungsfähig wie bei jüngeren Artgenossen.

Professor Ames ist von der Wirkung dieser Vitalstoffe so überzeugt, dass er selbst regelmäßig ein entsprechendes Präparat einnimmt.

Vitaminmangel: Warum er auch Sie betrifft

Vermutlich haben Sie schon oft gelesen, dass Sie keine Vitalstoffpräparate brauchen, weil unsere Nahrungsmittel genügend Vitamine und Mineralstoffe liefern. Wahrscheinlich ist auch Ihr Arzt derselben Meinung. Das ist ein Irrtum!

Hand aufs Herz: Essen Sie wirklich Tag für Tag fünf Portionen Obst und Gemüse? Nur dann könnten Sie tatsächlich davon ausgehen, genügend Vitalstoffe zu bekommen. Die Realität sieht leider ganz anders aus. Selbst das staatliche Robert-Koch-Institut in Berlin hat her-

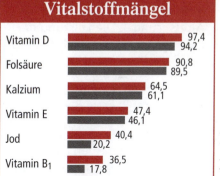

Erschreckende Vitalstoffmängel

Vitalstoff	Frauen	Männer
Vitamin D	97,4	94,2
Folsäure	90,8	89,5
Kalzium	64,5	61,1
Vitamin E	47,4	46,1
Jod	40,4	20,2
Vitamin B_1	36,5	17,8
Eisen	34,2	33,9
Magnesium	31,8	18,5
Vitamin C	27,2	44,2

Die 2. Nationale Verzehrstudie ergab, dass ein hoher Prozentsatz der Deutschen zu wenig Vitalstoffe aufnimmt. Hier dargestellt ist der Anteil der Frauen und Männer im Alter zwischen 65 und 80 Jahren, die die jeweils empfohlenen Tagesmengen nicht erreichen.

Quelle: Bundesministerium für Ernährung, Landwirtschaft und Verbraucherschutz, 2008

ausgefunden, dass über 90 % der Deutschen die offiziell empfohlenen Mindestmengen an **Vitamin D** und **Folsäure** nicht erreichen. Mehr als die Hälfte nehmen zu wenig **Ballaststoffe** und **Vitamin E** auf, 60 % zu wenig **Kalzium**. Jeder zweite Mensch über 65 leidet unter einem Mangel an **Vitamin B$_{12}$**, weil der Stoff mit steigendem Alter im Darm schlechter aufgenommen wird. Wer kann da noch von einer ausreichenden Versorgung sprechen? Das ist doch unverantwortlich!

Alte und kranke Menschen benötigen ohnehin mehr Vitalstoffe – selbst dann, wenn sie sich sklavisch an die 5-Portionen-Empfehlung halten.

Die 6 Hauptgründe für Vitalstoffmängel:
1. mangelnde Aufnahmefähigkeit des Darms (z. B. bei Menschen über 60 Jahre oder bei Darmerkrankungen)
2. chronische Krankheiten wie Diabetes, Krebs (erhöhter Bedarf)
3. falsche Ernährung (viel Fett und Fast Food, wenig Obst und Gemüse)
4. dauerhafte Einnahme von Medikamenten wie Kortison, Diuretika, Abführmittel, Schmerzmitteln, Säureblocker u. a. (erhöhter Verbrauch)
5. Alkoholkonsum und Rauchen (erhöhter Verbrauch)
6. Schwangerschaft und Stillzeit (erhöhter Bedarf)

Die 4 wichtigsten Gründe: Warum altern wir eigentlich?

Altersgrund 1: Die Leistung der Zellkraftwerke lässt nach
Die winzigen Kraftwerke, die die Körperzellen mit Energie versorgen (die Mitochondrien), altern besonders rasch. Vitalstoffmängel können diesen Prozess noch weiter beschleunigen. Folge: Dem ganzen Körper geht langsam die Energie aus.

Altersgrund 2: Freie Radikale schädigen die Körperzellen
Freie Radikale sind aggressive Substanzen, die im normalen Energiestoffwechsel der Körperzellen als Nebenprodukt anfallen. Sie greifen u. a. die empfindlichen Eiweiße, die Erbsubstanz DNA und die Zellhülle an.

Altersgrund 3: Die Abwehrkräfte schwinden
Damit steigt die Anfälligkeit für Infektionen, die dann auch schwerer verlaufen und länger andauern. Außerdem treten vermehrt sogenannte Autoimmunkrankheiten auf (z. B. chronisches Gelenkrheuma oder Darmentzündungen). Mit den schwindenden Immunkräften erhöht sich auch die Krebsgefahr.

Altersgrund 4: Zuckermoleküle greifen die Zellmembranen an
Die Eiweiße der Körperzellen und des Bindegewebes verkleben zunehmend mit Zucker (Glukose), der im Blut als Energielieferant enthalten ist. Gelenke versteifen, Blutgefäße werden unelastisch (es kommt zu Bluthochdruck), die Augenlinse trübt sich ein (grauer Star) – das sind nur einige der zahlreichen Folgen.

Und nur ein einziges Beispiel zeigt Ihnen, wie sehr auch unsere Industrienahrung zum Vitalstoffmangel beiträgt: Das Fleisch der modernen Zuchttiere enthält im Vergleich zur früheren Landwirtschaft nur noch ein Zehntel der gesunden Omega-3-Fettsäuren. Der Grund: Früher bekamen die Tiere noch frische Gräser und Blätter zu fressen – heute dagegen Mastfutter, das kaum noch Omega-3-Fettsäuren enthält.

Vitalstoffe stärken Ihren Körper

Aber wenn wir tatsächlich zu wenig Vitamine essen, weshalb gibt es dann bei uns keine Mangelkrankheiten wie Skorbut (Vitamin-C-Mangel) oder Rachitis (Vitamin-D-Mangel) mehr? Dazu müssen Sie wissen: Vitaminmangel ist ein schleichender Prozess, und zu so massiven Mangelsymptomen kommt es erst sehr spät. Der schleichende Mangel macht Sie zunächst anfälliger für leichtere Gesundheitsstörungen wie Erkältungen, Müdigkeit, Erschöpfung, Reizbarkeit und Stress. In späteren Stadien treten auch Schäden an den Mitochondrien und die damit verbundenen ernsthaften Erkrankungen auf.

Ein Vergleich: Ein guter Gärtner düngt seine Pflanzen regelmäßig und nicht erst, wenn sich die Blätter wegen Nährstoffmangel braun verfärben. Die Pflanzen werden dadurch widerstandsfähiger gegen Krankheiten und insgesamt gesünder. Und genauso verhält es sich mit menschlichen Vitalstoffen.

Vitalstoffexperten (Orthomolekularmediziner) können viele wichtige Volkskrankheiten mit Vitaminen und Mineralstoffen bekämpfen – sanft, sicher, kostengünstig und ohne die vielen Nebenwirkungen schulmedizinischer Medikamente.

Alternde Zellkraftwerke und die Folgen

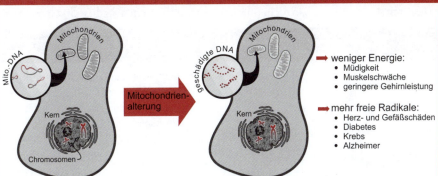

Außer im Zellkern kommt die Erbsubstanz DNA nur noch in den Kraftwerken der Zellen – den Mitochondrien – vor. Hier ist sie allerdings nur schlecht geschützt, und mit zunehmendem Alter häufen sich Fehler an. Als Folge wird weniger Energie produziert, und die Belastung durch schädliche freie Radikale steigt.

Lüge 4:
„Ihr Diabetes ist zu weit fortgeschritten: Sie müssen ab sofort Insulin spritzen."

Ihr Arzt sagt Ihnen: „Mit den bisherigen Medikamenten schaffen wir es nicht mehr, Ihren Blutzucker zu senken. Ohne Insulin drohen Ihnen jetzt Erblindung, schwere Nierenschäden und eine Amputation."

Leider herrscht in deutschen Arztpraxen ein fataler Hang zur „Massen-Insulinisierung". Aus Kosten- und Zeitgründen werden viele Diabetiker vorschnell mit Medikamenten behandelt, anstatt es zunächst mit nichtmedikamentösen Verfahren zu versuchen.

Die Wahrheit ist: Selbst führende deutsche Diabetes-Experten warnen mittlerweile davor, bei Altersdiabetes (also Diabetes Typ 2) zu einseitig auf Insulin und andere Medikamente zu setzen!

Es steht zu befürchten, dass sich diese Kritiker in der Schulmedizin nicht durchsetzen. Denn in den nächsten fünf Jahren drängen bis zu 20 neue Diabetesmedikamente auf den Markt. Und die teuren Investitionen in diese Mittel müssen sich im Sinn der Firmenaktionäre schließlich lohnen. Deshalb wird die Marketing-Maschinerie der Pharma-Industrie auch Ihren Arzt so lange weich klopfen, bis er diese neuen „Errungenschaften" auch bei Ihnen anwendet.

So werden Sie nicht zum Opfer des Pharma-Marketings

Keine Frage: Für viele Diabetiker in fortgeschrittenen Stadien sind Insulin und

So wirkt Insulin

Blutgefäß
Zellhülle
Körperzelle

⬡ Blutzucker (Glukose)
■ Insulin
⊢ Insulinrezeptor
⬅ Signal

Das Hormon Insulin aktiviert spezielle Rezeptoren, z. B. an der Oberfläche von Muskelzellen ❶. Diese senden ein Signal aus. Daraufhin öffnen sich in der Zellhülle kleine Kanäle (Glukosetransporter), durch die der Blutzucker (Glukose) einströmen kann ❷. Bei Diabetes sinkt u. a. die Zahl der Rezeptoren. Dadurch reagieren die Körperzellen nicht mehr auf das Hormon. Glukose wird nur noch schlecht aufgenommen, und der Blutzuckerspiegel ist erhöht.

andere Blutzuckersenker notwendig. Doch es gibt viele Möglichkeiten, Diabetes auch ohne (oder zumindest mit deutlich weniger) Medikamente in den Griff zu bekommen. Eines dieser Mittel steht bei Ihnen im Küchenschrank. Ja, das ist kein Scherz! Seit etwas mehr als zehn Jahren erforschen Wissenschaftler der Universität von Arizona in Mesa/USA und an der Universität von Lund/Schweden die blutzuckersenkenden Eigenschaften von **Essig**. Ihr Ergebnis: Essig hemmt Darmenzyme, die den Blutzucker freisetzen. Außerdem verbessert er die Wirkung des körpereigenen Insulins. Beides zusammen senkt Ihren Blutzuckerspiegel um etwa 20 %. Sie können also mit sauer eingelegten Gurken, Mixed Pickles oder essighaltigen Salatdressings Ihren Blutzucker wirksam senken und Diabetes-Medikamente einsparen.

Damit sind sie eine echte Alternative. Denn viele Diabetes-Wirkstoffe haben starke Nebenwirkungen, über die Schulmediziner nicht gerne reden. Erst kürzlich wurde endlich Rosiglitazon vom Markt genommen, weil es Herzinfarkte auslösen kann. Ähnlich gefährlich, aber immer noch im Einsatz ist Glibenclamid. Warum sollten Sie sich diesen Risiken aussetzen?

Kartoffelsalat senkt Ihren Blutzucker um 28 %

Glücklicherweise ist noch nicht die ganze Forschung in Pharma-Händen. So konnten schwedische Wissenschaftler nachweisen, dass gekochte Kartoffeln – wenn sie vor dem Verzehr 24 Stunden im Kühlschrank lagen – Ihren Blutzucker

Ernährungstipps: So bekommen Sie den Blutzucker in den Griff

- ➪ Bevorzugen Sie Lebensmittel mit einem hohen Anteil an resistenter Stärke, etwa Cornflakes, Linsen und Bohnen.
- ➪ Vermeiden Sie spätes Essen. Während der Nacht kann der Blutzucker nur noch schlecht in die Zellen aufgenommen werden.
- ➪ Nehmen Sie vor den Hauptmahlzeiten 2 Esslöffel Essig zu sich, z. B. ein Schnapsglas voll leckerem Balsamico-Essig als Aperitif. Auch essigsauer eingelegte Gurken, Mixed Pickles oder essighaltige Salatdressings sind wirksame Blutzuckerbremsen.
- ➪ Weißmehl und süße Lebensmittel (z. B. Marmelade, Honig, Kuchen) sollten die Ausnahme bleiben. Eine gute Ernährungsbasis sind Vollkornprodukte, Gemüse und Obst.
- ➪ Teure Diabetiker-Lebensmittel brauchen Sie nicht. Sie enthalten zwar weniger Zucker, aber nicht unbedingt weniger Kalorien als normale Nahrungsmittel und bieten daher kaum Vorteile.

um 28 % senken. Die Erklärung: Während der kühlen Lagerung werden die Kohlenhydrate in der gekochten Kartoffel in sogenannte resistente Stärke umgebaut. Und die wird nach dem Verzehr in Ihrem Darm nur sehr langsam in Blutzucker umgewandelt. Als Diabetiker haben Sie also die Wahl: Wollen Sie weiter nur fragwürdige Pillen schlucken – oder lieber einen leckeren Kartoffelsalat essen?

Von Ihrem Arzt werden Sie solche Informationen nicht bekommen. Er wird vermutlich auch noch nichts von Studien aus Mexiko gehört haben, in denen ein ganz einfacher Mineralstoff – Magnesium – nahezu alle Blutwerte verbessert hat, die für Diabetiker entscheidend sind.

So verbessert Magnesium die Blutwerte von Diabetikern:

Blutdruck	−5 %
„schlechtes" LDL-Cholesterin	−12 %
Langzeit-Blutzuckerwert (HbA1c)	−30 %
Blutzuckerspiegel	−37 %
Neutralfette	−40 %
Insulinverwertbarkeit	+11 %
„gutes" HDL-Cholesterin	+22 %
körpereigene Insulinproduktion	+31 %

Weist Ihr Arzt Sie auf diese Heilpflanzen gegen Diabetes hin?

Coccinia indica: eine alte indische Heilpflanze mit insulinähnlicher Wirkung, z. B. Coccinia D® (Monatsbedarf ca. 30 €).

Hintonia: Eine aus Südamerika stammende Verwandte des Kaffeestrauchs. Sie verbessert die Wirkung des körpereigenen Insulins, z. B. Sucontral® (Monatsbedarf ca. 25 €).

Bittermelone: Extrakt, der sowohl die Insulinproduktion in der Bauchspeicheldrüse anregt als auch die Wirkung des Hormons in den Körperzellen verbessert, z. B. Glukokine® oder Bittermelonen-Extrakt von Avitale® oder Aalborg® (Monatsbedarf ca. 30 €).

Zimt: Hier liegen positive Studienergebnisse vor, die jedoch von anderen Forschern nicht bestätigt werden konnten. Wählen Sie einen wässrigen Extrakt, der weitgehend frei von schädlichen Cumarinen ist. Damit können Sie die Wirkung bei sich gefahrlos testen, z. B. Diabetruw® (Monatsbedarf ca. 30 €).

Aloe vera: Präparate können Ihren erhöhten Blutzucker auf ein gesundes Maß absenken. Laut Forschern der Pazifik-Universität in Stockton/USA wurde das in fünf von sieben Studien deutlich, die diesen Effekt untersucht haben.

Grüner Tee: Zwei bis drei Tassen täglich könnten genügen, um Ihren Blutzucker besser zu senken als so manches Medikament. Das zeigten im Jahr 2013 Forscher der Universität Peking/China.

Achtung: Wenn Sie als Diabetiker bereits medikamentös eingestellt sind, dürfen Sie diese natürlichen Blutzuckersenker nur in Absprache mit Ihrem Arzt einsetzen! Es könnte sein, dass Ihr Blutzucker sonst zu stark abfällt (Hypoglykämie).

Lüge 5:
„Ohne Medikamente wird Ihr Blutdruck nicht mehr sinken."

Ihr Arzt sagt Ihnen: „Ihr Blutdruck ist über 140/90. Sie müssen unbedingt ein blutdrucksenkendes Medikament einnehmen. Und außerdem: Hände weg vom Kochsalz! Es lässt Ihren Blutdruck weiter ansteigen."

Das bekommt fast jeder zweite Deutsche von seinem Hausarzt zu hören. Zählen auch Sie dazu? Mittlerweile leiden 55 % der deutschen Erwachsenen an Bluthochdruck. Die meisten von ihnen vertrauen blind auf solche Empfehlungen des Arztes.

Keine Frage: Sie sollten alles tun, um hohe Blutdruckwerte zu senken. Denn obwohl Sie einen hohen Blutdruck nicht spüren und er keine direkten Beschwerden verursacht, sind seine langfristigen Folgen fatal.

So schädigt hoher Blutdruck Ihre Organe:
- **Herz:** Verengung der Herzkranzgefäße, Herzschwäche, Herzinfarkt
- **Gehirn:** Demenzerkrankungen, Schlaganfall
- **Niere:** Nierenschwäche und -versagen
- **Augen:** Netzhautschäden und grüner Star (Glaukom)

Doch die Wahrheit ist: Hohe Blutdruckwerte können Sie auch ohne Medikamente in die Knie zwingen! Wahrscheinlich wird auch Ihr Arzt zusätzlich noch zu mehr Sport und Bewegung raten. Doch seien wir einmal ehrlich: Wer hat Zeit und Energie, jede Woche drei, fünf oder sogar acht Stunden hart zu trainieren? Viele Menschen sind froh, wenn sie es schaffen, am Wochenende eine Stunde lang spazieren zu gehen.

So manchem vergeht wegen schmerzender Gelenke von vornherein jedwede Lust auf Bewegung. Also bleiben nur die Pillen mit ihren vielfältigen Nebenwirkungen? Bedenken Sie: Blutdrucksenker müssen Sie den gesamten Rest Ihres Lebens einnehmen. Da wäre es doch herrlich, wenn es sanfte Alternativen gäbe!

Und genau die gibt es. Doch kaum ein Schulmediziner kennt sie. Ein Blick in den hohen Norden, nach Finnland, würde genügen. Kein europäisches Land – abgesehen von Deutschland – hat einen höheren Anteil an Bluthochdruckpatienten.

Finnland: Ein spezielles Salz senkt die Herzinfarktrate drastisch

Im Osten Finnlands, in der Region Karelien, war die Lage besonders dramatisch. Dieser Landstrich galt jahrelang als „das Land der schönen Witwen". Viele Männer erlitten aufgrund zu hoher Blutdruckwerte schon in jungen Jahren tödliche Schlaganfälle und Herzinfarkte. Von 100.000 Männern starben jährlich 250 an einem Herzinfarkt.

Dann überredeten finnische Forscher ihre Regierung zu einem noch nie da gewesenen Großversuch. Und der war unglaublich erfolgreich: Heute ist die Zahl der jungen Witwen im finnischen Karelien **um drei Viertel gesunken**: Nur noch 60 von 100.000 Männern sterben hier pro Jahr an einem Herzinfarkt. Auch die Schlaganfall-Quote sank von 60 auf 20 pro 100.000.

Auf welche geniale Idee waren die Forscher gekommen? Hatten sie Karelien flächendeckend mit Blutdruck-Medikamenten versorgt? Die Pharma-Industrie wäre hocherfreut gewesen. Doch glücklicherweise waren die Regierungsberater um Professor Heikki Karppanen nicht auf die Schulmedizin fixiert.

Sie haben die Bevölkerung aufgeklärt und ihr ein spezielles Speisesalz empfohlen, das dann in vielen Großküchen, Bäckereien und Fleischereien – sogar von den regionalen McDonald's-Filialen – verwendet wurde. Propagiert wurde das sogenannte **Pan-Salz**. Es besteht zu 30 % aus **Kalium** und zu 12 % aus **Magnesium**.

Beide Mineralstoffe fehlen in normalem Speisesalz, das im Prinzip nur Natrium als Mineralstoff enthält. Am Ende des mehrjährigen Programms war der durchschnittliche Blutdruck in Karelien um 15 mmHg gesunken (bezogen auf den oberen, „systolischen" Wert). Das ist mehr, als Sie mit Medikamenten jemals erreichen werden!

Kalium und Magnesium sorgen auf natürliche Weise dafür, dass sich die Muskulatur der Blutgefäße entspannt. Dadurch sinkt Ihr Blutdruck.

Das bringen Ihnen Selbsthilfemaßnahmen gegen Bluthochdruck

Maßnahme	Senkung des systolischen Blutdrucks (in mmHg)
10 kg Gewicht abbauen	20
mehr körperliche Bewegung	10
ballast- und vitalstoffreiche Ernährung	10
Vitalstoffpräparate	10
aufhören zu rauchen	10
Alkohol nur in Maßen	4

Allein durch eine Gewichtsabnahme von 10 kg können Sie Ihren systolischen Blutdruck (oberer Wert) um bis zu 20 mm Hg senken. Wenn Sie dazu noch weitere Maßnahmen ergreifen, können Sie wahrscheinlich auf blutdrucksenkende Medikamente ganz verzichten.

Im Prinzip wirkt das Pan-Salz damit genauso wie Blutdruckmedikamente vom Typ ACE-Hemmer oder Kalziumantagonisten – nur ohne deren Nebenwirkungen. Das herzgesunde Salz gibt es sogar in deutschen Apotheken zu kaufen: Aber hat Ihr Arzt Sie jemals darauf hingewiesen?

Kochsalz sparen: Oft der falsche Rat für Bluthochdruckpatienten

Denn anstatt Ihnen dieses gesunde Salz zu empfehlen, zückt wahrscheinlich auch Ihr Arzt lieber den Rezeptblock. Und er empfiehlt Ihnen zusätzlich: „Verwenden Sie in der Küche weniger Kochsalz."

Dieser sicherlich gut gemeinte Rat Ihres Arztes hat einen Haken: Er wird Ihnen nicht helfen! Denn bis zu 80 % des Kochsalzes, das Sie mit Ihrer Nahrung aufnehmen, stammt nicht aus Ihrer eigenen Küche oder vom Frühstücksei, sondern aus Brot, Wurst und anderen Fertiglebensmitteln.

Darüber hinaus hat Ihr Arzt offensichtlich noch nichts von den neuen Erkenntnissen über die menschliche Genetik gehört: Denn bei jedem zweiten Menschen hat das Natrium aus dem Kochsalz keinen Einfluss auf den Blutdruck. Diese Menschen sind schlicht nicht „salzsensitiv". Ihre Gene sorgen dafür, dass überflüssiges Natrium einfach mit dem Urin ausgeschieden wird.

Die Empfehlung zum **Salzsparen** ist jedoch nicht nur nutzlos, sie **könnte Ihnen sogar gefährlich werden**: Zu diesem – für die meisten Schulmediziner doch sehr

---

Statt Medikamente: Testen Sie zuerst diese sanften Blutdrucksenker

▷ Heilpflanzen (z. B. Schlangenwurz, Mistel, Ölbaum, Knoblauch, Passionsblume)
▷ Umstellung der Ernährung (u. a. DASH-Diät)
▷ Einsatz von Vitalstoffen (Magnesium, Kalium, Vitamin C)
▷ Chinesische Medizin (Akupunktur, Moxibustion, Akupressur)
▷ Entspannungsverfahren (Progressive Muskelentspannung, Autogenes Training, Biofeedback)
▷ Kneipp-Therapie (Bäder, Güsse, kalte Abreibungen; siehe Abbildung auf Seite 20)
▷ Kohlendioxidbäder
▷ Unterwassermassagen
▷ Eigenblutbehandlungen

überraschenden – Ergebnis kam im Mai 2011 eine Studie der Universität Leuven/Belgien mit 3.681 Testpersonen: Innerhalb der Studiendauer von acht Jahren erlitten die Patienten mit einem niedrigen Salzkonsum (2,5 g täglich) viermal mehr Herzinfarkte als Patienten, die täglich mindestens 6 g Kochsalz zu sich nahmen. Zu wenig Natrium lässt nämlich langfristig Ihren Blutzuckerspiegel ansteigen und bringt Ihr vegetatives Nervensystem durcheinander. Was um alles in der Welt soll also gesund daran sein, wenn Sie Ihren Kochsalzkonsum stark einschränken? Das könnte höchstens sinnvoll sein, wenn Sie an einer ausgeprägten Nierenschwäche leiden.

Coenzym Q$_{10}$ senkt Ihren Blutdruck um 17 mmHg

Ein weiterer Vitalstoff, den Sie als Bluthochdruckpatient unbedingt ausprobieren sollten, ist **das Coenzym Q$_{10}$**. Es ist ein sogenanntes Vitaminoid, Ihr Organismus kann die Substanz im Prinzip also selbst herstellen. Im Alter sinkt die Eigenproduktion jedoch ab, sodass Sie auf die Zufuhr über die Nahrung angewiesen sind. Das Coenzym unterstützt die **Endothelfunktion**. Das Endothel ist die Zellschicht, die die Blutgefäße von innen auskleidet. Hier wird unter anderem Stickstoffmonoxid (NO) gebildet, das für eine Weitstellung der Blutgefäße sorgt und so den Blutdruck senkt.

Im Jahr 2007 haben Forscher der Universität Melbourne/Australien die Daten von insgesamt etwa 400 Patienten ausgewertet. Im Vergleich zu einer Behandlung mit Scheinpräparaten (Placebos) sank der Blutdruck durch das Coenzym Q$_{10}$ (verabreicht wurden in der Studie 100 bis 250 mg täglich) um bis zu 17 mmHg.

Und das Beste: Bei der Therapie mit dem natürlichen Stoff traten keinerlei Nebenwirkungen auf. ■

Kalte Abreibungen senken Ihren Blutdruck

▷ Führen Sie die Waschung am besten morgens im Bett durch.
▷ Tauchen Sie dazu ein Leinentuch in kaltes Wasser (15 bis 18 °C), und wringen Sie es leicht aus.
▷ Beginnen Sie am rechten Arm außen, und führen Sie das Tuch in der angegebenen Linienführung über Ihren Oberkörper.
▷ Machen Sie das Tuch etwa drei- bis viermal frisch nass. Insgesamt sollte die Waschung eine bis zwei Minuten dauern.
▷ Trocknen Sie sich nicht ab, sondern ziehen Sie sich sofort an und bewegen Sie sich leicht. Alternativ können Sie auch etwa 20 Minuten lang zugedeckt im Bett verweilen.

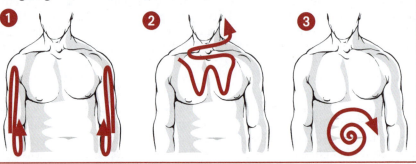

Lüge 6:
„Dieses Medikament kann bei Ihrer Mutter Alzheimer aufhalten."

Ihr Arzt sagt zu Ihnen: „Die Cholinesterase-Hemmer können Alzheimer zwar nicht heilen, aber die Wirkstoffe bremsen das Absterben der Gehirnzellen deutlich. So schenken Sie Ihrer Mutter noch einige lebenswerte Jahre."

Falls einer Ihrer Freunde oder Angehörigen jemals Anzeichen von Alzheimer zeigen sollte – tun Sie ihm den Gefallen, und verzichten Sie auf alle Medikamente, von denen die Schulmedizin sagt, dass sie ihm helfen werden.

Denn die Wahrheit ist: Die teuren Medikamente, die Ihr Freund oder Angehöriger von einem Schulmediziner erhält, würden ihm nicht helfen. Sie würden ihm sogar schaden!

Verordnet werden heute vor allem Cholinesterase-Hemmer wie Galantamin, Donepezil oder Rivastigmin. Die Pharma-Industrie hat Ihrem Arzt eingebläut, dass sie die einzig sinnvollen Mittel sind. Doch unabhängige Studien zeigen: Das ist eine infame Lüge. Sie wirken nicht besser als Scheinpräparate (Placebos).

Selbst die Deutsche Gesellschaft für Allgemeinmedizin urteilt: „Eine positive Nutzenbewertung von Cholinesterase-Hemmern bei Alzheimer-Demenz ist nicht nachvollziehbar." Bei keinem Patient lässt sich mit ihnen hinauszögern, dass er fremde Hilfe in Anspruch nehmen muss oder in ein Heim eingewiesen wird.

Patienten und ihre Angehörigen – aber auch viele engagierte Ärzte – suchen verzweifelt nach einer Therapie, die den langsamen Zerfall der Geisteskräfte stoppt. Diese Notlage nutzt die Pharma-Industrie schamlos aus und dreht uns wirkungslosen Schund an.

Das ist ein Skandal! Mehr noch: Der Schund hat schwere Nebenwirkungen – Inkontinenz, Erbrechen, Kopfschmerzen oder Gewichtsverlust. Es gibt sogar Studien, die zeigen, dass Alzheimer-Patienten mit schulmedizinischen Medikamenten früher sterben als solche, die darauf von vornherein verzichten!

Pharma-Erfolgsmeldungen sind gekauft!

Auch in der Alzheimer-Forschung gilt die alte Weisheit: Wer am lautesten schreit, hat meist Unrecht! Dagegen gibt es aber auch die „stillen" Vertreter der Wissenschaft. Ehrenwerte Forscher, denen es nicht darum geht, teure Medikamente unters Volk zu bringen, die nicht den Patienten nützen, sondern nur irgendwelchen Aktionären die Taschen füllen. Allerdings gibt es für die von den stillen Forschern entwickelten Wirkstoffe keine Werbe- und PR-Feldzüge, wie sie die Pharma-Firmen bis ins Detail planen, um ihre zweifelhaften Botschaften mithilfe gekaufter (oder gutgläubiger und naiver) Journalisten zu verbreiten.

Deshalb haben Sie von einer Alzheimer-Studie, die derzeit an der Universität Homburg/Saar läuft, wahrscheinlich noch nie etwas gehört. Im Jahr 2003 hatten diese „stillen" Forscher herausgefunden, dass auffallend viele Alzheimer-Patienten zu geringe Kupferwerte haben. Weitere Untersuchungen hatten ergeben, dass Kupfer Enzyme im Gehirn aktiviert, die die für Alzheimer typischen Zelltrümmer abbauen. Als die Wissenschaftler das Trinkwasser alzheimerkranker Mäuse mit Kupfer anreicherten, erholten sich die Tiere rasch und hatten wieder eine normale Lebenserwartung. Nun werden in Homburg die ersten Alzheimer-Patienten mit Kupfer behandelt. „Die ersten Daten, die wir bisher gesammelt haben, sind sehr überzeugend", so der Studienleiter, Prof. Dr. Thomas Bayer.

Das Tollste ist: Kupfer-Präparate sind schon lange auf dem Markt und überaus preiswert. Und genau das ist der Grund, wieso sich Pharma-Firmen dafür nicht interessieren. Das große Geschäft winkt nur mit neuen Wirkstoffen, die sich patentieren lassen.

30 % Verbesserung durch Fischöl

Doch Kupfer ist längst nicht die einzige natürliche Substanz, die in den vielen „stillen" Labors weltweit erfolgreich gegen Alzheimer erprobt wurde. Dazu zählen auch

- die antioxidativen **Vitamine** C und E,
- die **Nervenschutzfaktoren** Liponsäure, Acetyl-Carnitin und Glutathion,
- das **Spurenelement** Selen,
- **Huperzin A**, ein Wirkstoff aus der „Urpflanze" Bärlapp,
- **Omega-3-Fettsäuren** aus Fischöl (wichtiger Bestandteil der Schutzhüllen von Nervenzellen),
- **Heilpflanzen** wie Ginkgo, Salbei oder Melisse.

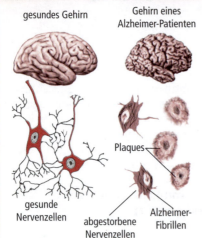

So verändert Alzheimer das Gehirn

gesundes Gehirn

Gehirn eines Alzheimer-Patienten

Plaques

gesunde Nervenzellen

abgestorbene Nervenzellen

Alzheimer-Fibrillen

Das Gehirn eines Alzheimer-Kranken schrumpft um etwa ein Drittel. Statt gesunder, gut vernetzter Nervenzellen finden sich darin Eiweißablagerungen (Plaques und Fibrillen) sowie abgestorbene Zellen.

Fast genauso unbekannt wie die Kupfer-Forschungen sind die erfolgreichen Studien an der Universität Stockholm mit hoch dosiertem Fischöl.

Bei Patienten im frühen Alzheimer-Stadium, die ein halbes Jahr lang damit behandelt wurden, verlangsamte sich der Abbau der geistigen Kräfte um etwa 30 %. Die Patienten litten außerdem seltener an Depressionen und waren weniger aggressiv.

Solche Erfolge hat bisher kein einziges der schulmedizinischen Präparate vorzuweisen.

Bewegungstraining für Ihr Gehirn: So schützen Sie sich vor Alzheimer

Übung 1: Über Kreuz bewegen

Diese Übung verbessert die Kommunikation der beiden Gehirnhälften und stärkt so Ihre Aufmerksamkeit.

Sie stehen aufrecht, die Füße sind schulterbreit auseinander. Heben Sie den rechten Arm seitwärts bis auf Schulterhöhe nach oben. Gleichzeitig heben Sie den linken Fuß an und strecken ihn vorsichtig nach vorne. Halten Sie diese Position einige Sekunden lang und wechseln Sie dann die Seiten.

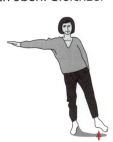

Übung 2: Bälle werfen

Für diese Übung benötigen Sie zwei kleine Bälle (z. B. Jonglier- oder Tennisbälle – alternativ zusammengerollte Socken oder Wollknäuel). Sie fördert Ihre Kreativität.

Nehmen Sie in jede Hand einen Ball, und werfen Sie zunächst nur den Ball in der rechten Hand etwa

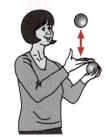

20 cm nach oben (zehnmal hintereinander). Werfen Sie den ersten Ball ständig weiter nach oben, nehmen Sie aber jetzt den zweiten aus der linken Hand sporadisch mit dazu.

Übung 3: Tücher kreisen lassen

Mit dieser Übung stärken Sie Ihre Bewegungskoordination. Nehmen Sie in jede Hand ein Tuch, und wirbeln Sie das Tuch, das Sie in der rechten Hand halten, im Uhrzeigersinn herum. Dann wirbeln Sie zusätzlich das Tuch in der linken Hand gegen den Uhrzeigersinn. Versuchen Sie außerdem, das rechte Bein anzuheben. Nach einer Minute wechseln Sie die Drehrichtung der Tücher und das Standbein.

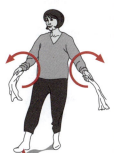

Lüge 7:
„Jeder bekommt irgendwann Arthrose. Das ist natürlicher Gelenkverschleiß."

Ihr Arzt sagt zu Ihnen: „Jetzt nehmen Sie einfach dieses Schmerzmittel. Dann sieht die Welt schon wieder ganz anders aus. Nein, nein: Vor Nebenwirkungen müssen Sie keine Angst haben."

Sie leiden an starken Arthrose-Schmerzen in Knie, Hüfte oder Schulter, und Ihr Arzt erzählt Ihnen, dass das ein normaler Gelenkverschleiß ist? Eine typische Abnutzungserscheinung des Alters, gegen die man ohnehin nichts ausrichten kann? Dann fragen Sie ihn, wieso Menschen, die sich viel bewegen, nur halb so oft an Arthrose leiden wie Bewegungsmuffel.

Die Wahrheit ist: Die Wissenschaft hat die Mär vom „normalen Altersverschleiß" schon längst widerlegt. Zwar zeigen Röntgenbilder von Arthrose-Patienten oft erste Abnutzungserscheinungen. Doch die finden sich auch bei Menschen, die gar keine Bewegungsschmerzen verspüren, und scheiden somit als Ursache eindeutig aus!

Trotzdem vertrauen die meisten Schulmediziner weiterhin blind auf ihre Röntgenbilder. Ihr starrsinniges Motto: „Das haben wir schon immer so gemacht – also

Diese Heilpflanzen senken Ihren Verbrauch an Schmerzmitteln

	wirksame Tagesdosis	Präparatebeispiele	mögliche Nebenwirkungen
Hagebutte	5 g	Litozin® oder Extrakt von Bios Naturprodukte, Hecht Pharma	Blähungen, Völlegefühl, Allergien
Brennnessel	400 bis 800 mg	Hox® alpha, Selenk®, Rheuma-Hek®	Übelkeit, Sodbrennen, Völlegefühl, Durchfall, Juckreiz, Nesselsucht, Allergien
Teufelskralle	480 mg	Arthrotabs®, Doloteffin®, Pascoe® Agil	Übelkeit, Durchfall, Schwindel, Kopfschmerz, Allergien
Weidenrinde	240 mg	Proaktiv®, Assalix®, Optovit® actiflex	Juckreiz, Ausschlag, Asthma, Allergien, Nesselsucht, Übelkeit
Weihrauch	1.200 mg	Kapseln von Vital nutrition, Vaniplan Pharma, Olibanum® RA	Übelkeit, Schwindel, Allergien

kann das ja wohl nicht falsch sein!" Aber leider ist es falsch. Denn Arthrose wird nach neuen Forschungsergebnissen eher durch eine mangelhafte Regeneration des Knorpelgewebes ausgelöst, gepaart mit entzündungsähnlichen Prozessen. So ist z. B. das Enzym ADAMTS-5 überaktiv. Das führt dazu, dass mehr Knorpel ab- als aufgebaut wird. Und das neue Gewebe ist meist von minderer Qualität. Im Knorpel kommt es zu Rissen, und das Gelenk schwillt an. Selbst kleinste Bewegungen sind dann extrem schmerzhaft.

20.000 Tote durch den Schmerzmittelwahn

Von jemandem, der die wahren Ursachen einer Krankheit nicht kennt, können Sie nicht erwarten, dass er Sie richtig behandelt. So fallen den Schulmedizinern bei Arthrose denn auch nur zwei Dinge ein: „Gegen die Schmerzen nehmen Sie Schmerzmittel. Und wenn Sie damit nicht mehr klarkommen, setzen wir Ihnen einfach ein neues Hüft- oder Kniegelenk ein." So einfach kann Medizin sein! Wäre es nicht viel sinnvoller, das gestörte Knorpelwachstum wieder ins Gleichgewicht zu bringen, anstatt nur die dadurch ausgelösten Schmerzen zu betäuben?

8 bis 10 Millionen Deutsche klagen über Arthroseschmerzen. Den meisten könnte geholfen werden. Auch Ihnen! Selbst dann, wenn Sie sich schon jahrelang mit Schmerzen durchs Leben schleppen. Allerdings sind Schmerzmittel hier eindeutig der falsche Weg. Bedenken Sie

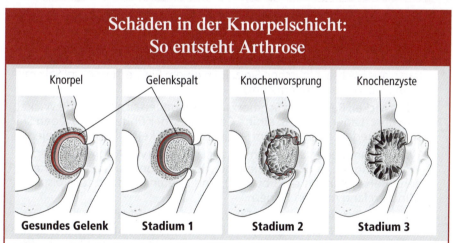

Schäden in der Knorpelschicht: So entsteht Arthrose

Arthrosebeschwerden (hier dargestellt am Hüftgelenk) verstärken sich mit der Zeit. Im **Stadium 1** wird die schützende Knorpelschicht dünner. Nach körperlicher Tätigkeit können erste Schmerzen auftreten. Im **Stadium 2** ist bereits die obere Knochenschicht geschädigt. Zu Schmerzen kommt es jetzt selbst bei kleineren Bewegungen, weil die Knochen aufeinanderreiben. Im **Stadium 3** treten Schmerzen sogar im Ruhezustand auf. Im Knochen bilden sich Hohlräume (Zysten), und das ganze Gelenk versteift.

bitte: Jeder Fünfte, der regelmäßig Schmerzmittel einnimmt, bekommt früher oder später ein Magengeschwür. Jährlich sterben 20.000 Deutsche an den Folgen dieses Schmerzmittelwahns. Setzen Sie stattdessen eher auf sanfte Verfahren.

Natürliche Heilverfahren für Arthrose-Patienten:
- pflanzliche Präparate (u. a. Brennnessel, Soja-Avocado-Extrakte, Teufelskralle, Hagebutte)
- Akupunktur
- Homöopathie
- Blutegel
- Elektrotherapie, Stoßwellentherapie
- Magnetfeld-, Ultraschall- und Kurzwellentherapie
- Radon- und Laserbehandlung
- Knorpelaufbaupräparate (MSM, S-AME, Chondroitinsulfat)

50 % weniger Schmerzen durch einen einfachen Naturstoff

Zwei der besten Substanzen, mit denen Sie den Aufbau von Gelenkknorpel unterstützen, sind **MSM** (Methylsulfonylmethan) und **S-AME** (S-Adenosylme-

Die besten Selbsthilfemaßnahmen gegen Gelenkschmerzen

➪ **Einreibungen:** Einreibungen unter kreisenden und massierenden Bewegungen verbessern die Durchblutung. So werden Schmerz- und Entzündungsstoffe schneller abtransportiert. Geeignete Mittel sind unter anderem Franzbranntwein, Johanniskrautöl, Propolis-Salbe oder eine Paste aus Kochsalz (mischen Sie z. B. in einem Eierbecher so viel Salz mit Wasser, bis eine Paste entsteht).

➪ **Kältewickel:** Bei akuten Schmerzschüben haben sich kühlende Wickel bewährt. Lagern Sie z. B. einige Coolpacks im Kühlfach, und legen Sie sich bei Bedarf ein mit einem Spültuch umwickeltes Pack aufs Gelenk.

➪ **Warme Handbäder:** Sie eignen sich zur Linderung von Arthroseschmerzen in den Fingern. Erwärmen Sie eine Moorpackung (aus der Apotheke, zehn Behandlungen ca. 3 bis 4 €), und kneten Sie diese fünf bis zehn Minuten lang mit den Fingern.

➪ **Enzym-Therapie:** Bei aktiven Schmerzschüben wirken Enzympräparate (u. a. Proteozym®, Phlogenzym®, Bromelain POS®; in Apotheken, Wochenkosten ca. 8 bis 12 €) entzündungshemmend. Vor allem die Gelenkschwellungen lassen sich damit zurückdrängen.

➪ **Lehmpackungen:** Bestreichen Sie das erkrankte Gelenk mit feuchtem Lehm (aus der Apotheke, 500 g ca. 3 €). Die Masse drückt das Gelenk sanft zusammen und wirkt wie eine Lymphdrainage. Schmerz- und Schadstoffe werden abtransportiert.

thionin). Sie werden Ihnen helfen, bei Gelenkschmerzen Schmerzmittel einzusparen oder sogar ganz ohne sie auszukommen. Beide enthalten organisch gebundenen Schwefel und damit den wichtigsten Baustein für stabiles Knorpelgewebe.

MSM kommt auch in Nahrungsmitteln vor. Allerdings geht ein Großteil bei ihrer Verarbeitung verloren. So enthält ein Liter Rohmilch bis zu 5 mg MSM, durch die Pasteurisierung werden jedoch 95 % davon zerstört.

Mit speziellen MSM-Präparaten können Sie Ihrem Knorpel das geben, was er für seine Festigkeit so dringend benötigt. Das zeigen solche Studien wie die an der Universität von Arizona in Tempe/USA. Nach dreimonatiger MSM-Einnahme gingen die Schmerzen bei Arthrose-Patienten um bis zu 50 % zurück. Auch die Beweglichkeit und die Lebensqualität hatten sich deutlich verbessert: alles ohne Nebenwirkungen! Und Ihr Arzt behauptet immer noch, dass Ihnen nur Schmerzmittel helfen können?

Knorpelaufbauende Präparate sind besser als Schmerzmittel

Auch **S-AME** ist eine natürliche und vollkommen ungefährliche Substanz, die Ihr Körper normalerweise selbst bildet. Allerdings sinkt die Produktion mit zunehmendem Alter langsam ab. Bei Menschen über 65 beträgt sie nur noch ein Zehntel des jugendlichen Wertes. Gleichen Sie diesen Mangel aus, indem Sie sich ein S-AME-Präparat besorgen. Die Wirkungen einer solchen Kur wurden unter anderem an der Universität von Maryland in Baltimore/USA untersucht. Das Fazit der Experten: „S-AME wirkt genauso gut wie Schmerzmittel, hat aber deutlich weniger Nebenwirkungen." Und es betäubt eben nicht nur den Schmerz. S-AME fördert die Knorpelregeneration und packt so das Problem direkt an der Wurzel. Wieso kennt S-AME unter den Schulmedizinern so gut wie niemand?

Chondroitin verbessert die Beweglichkeit und die Kraft

Von Gelenkverschleiß betroffen sind auch die Hände. Jeder zweite Über 60-Jährige leidet in der Folge an schmerzenden Fingergelenken, nachlassender Beweglichkeit und Griffstärke.

Im Jahr 2011 haben Mediziner der Universität Genf 162 Patienten mit Handarthrose mit **Chondroitinsulfat** (800 mg täglich) behandelt – einem Stoff, der zur Neubildung von Gelenkknorpel benötigt wird. Eine gleich große Kontrollgruppe erhielt lediglich ein Scheinpräparat (Placebo).

Nach sechs Monaten hatten sich die Schmerzen, die Funktionsfähigkeit der Hand und ihre Griffstärke gegenüber der Placebo-Gruppe um 25 % gebessert. Das entspricht etwa dem, was Sie auch mit Schmerzmitteln erreichen können. Allerdings sind für den Naturstoff Chondroitinsulfat (in Apotheken rezeptfrei erhältlich als z. B. Dona® bzw. Kapseln von Hecht-Pharma oder Bios-Naturprodukte; Monatsbedarf 20 bis 25 €) bisher keine Nebenwirkungen bekannt, sodass **die Therapie sicherer ist.** ■

Zu diesen Themen erhalten Sie Spezialreporte von *Länger und gesünder leben*:

- Allergien
- Alzheimer-Krankheit
- Arthritis
- Arthrose
- Atemwegserkrankungen
- Ayurveda
- Besser hören
- Bluthochdruck
- Depressionen
- Diabetes
- Die größten Ernährungslügen
- Entsäuern und entgiften
- Ganzheitliche Krebstherapie
- Ganzheitliche Schmerztherapie
- Gesund abnehmen
- Gesund hören
- Gesund reisen
- Gesund schlafen
- Gesunde Haut
- Gesunde Venen
- Heilen mit Wasser
- Herzschwäche
- Laborwerte
- Leber- und Gallenerkrankungen
- Operationen
- Osteoporose
- Phytotherapie
- Psychosomatik – Wenn die Seele krank macht
- Rückenschmerzen
- Schlaganfall
- Stress bewältigen
- Traditionelle chinesische Medizin
- Urologische Erkrankungen
- Vitaminoide
- Zahngesundheit

Die genannten Spezialreporte können Sie zum Preis von 8,50 € pro Ausgabe unter folgender Adressse bestellen:
Länger und gesünder leben, Nachbestellservice, Postfach 20 13 61, 53143 Bonn.

© 2013 by FID Verlag GmbH. Alle Rechte vorbehalten. Nachdruck, Veröffentlichungen und Vervielfältigungen jeglicher Art, auch auszugsweise, sind nicht gestattet. Diese Broschüre ist ein Sonderdruck, der exklusiv für die Leser von *Länger und gesünder leben* zusammengestellt wurde. Er ist nicht im Handel erhältlich.

IMPRESSUM

Herausgegeben von:

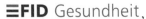 Gesundheit,

einem Unternehmensbereich der

 Verlag GmbH
Fachverlag
für Informationsdienste

Koblenzer Str. 99
53177 Bonn
www.fid-verlag.de oder
www.fid-gesundheitswissen.de

Verlagsleiter:
Jörg Ludermann

Herausgeberin:
Daniela Birkelbach

Produktmanagerin:
Christine Weiß

Zusammengestellt von:
Dr. Ulrich Fricke (v.i.S.d.P.),
Niederwürzbach,
Chefredakteur
Länger und gesünder leben

Wissenschaftliche Gutachterin:
Dr. med. Ilham Trad, Ärztin,
Crans Montana (Schweiz)

Satz und Layout:
DTP&Grafik Büro,
B. König, Sankt Wolfgang

ISBN: 978-3-95443-036-9

Alle Beiträge wurden mit Sorgfalt recherchiert und überprüft. Eine Haftung bei individuell ausbleibender Wirkung oder bei Nebenwirkungen ist jedoch ausgeschlossen.

Die Beiträge enthalten keine individuellen Ratschläge und können nicht ärztliche Beratung und Betreuung nicht ersetzen.